BARÈME

pour le cas de "TROIS PLACÉS" à l'unité de 10 francs

indépendant du prélèvement fixé par le Ministère.

Manière de procéder pour trouver les Rapports des chevaux placés.

$\mathbf{M} \times \mathbf{r}$ ⎰ 1° Multiplier le nombre total des mises sur "placés" de l'enceinte par le rapport existant entre la somme à répartir et la recette.

(Dans le cas du prélèvement fixé à 7 $\frac{1}{2}$ %, ce rapport est égal à $\frac{92,5}{100}$ ou 0,925; dans le cas du prélèvement fixé à 8 %, ce rapport est égal à 0,92);

$(\mathbf{M} \times \mathbf{r}) - \mathbf{m}$ ⎰ 2° Du produit ainsi obtenu, retrancher le nombre total des mises prises sur les trois chevaux arrivés placés;

$\dfrac{(\mathbf{M} \times \mathbf{r}) - \mathbf{m}}{\mathbf{n_x}}$ ⎰ 3° Diviser le reste de cette soustraction successivement par les nombres de mises correspondant à chacun des trois chevaux arrivés placés;

4° Chercher dans le présent barème la place qu'occuperait dans la colonne rouge chacun des quotients ainsi obtenus; en regard de l'intervalle, dans la colonne noire, se trouve exprimée en francs la valeur du rapport du cheval correspondant, c'est-à-dire la somme à payer par mise sur ce cheval.

— 49 —

6

Exemple du cas ordinaire.

Données de la 1re course du 24 mai 1903 à Chantilly (prélèvement de 7 1/2 % ; $r = 0,925$) :

M, total général des mises sur « placés » . . . . $= 7164$;

Arrivée : cheval 8 premier placé ; cheval 5, 2me placé et cheval 14 3me placé.

n_8, total des mises sur le cheval 8 placé . . . . 638 ⎱
n_5,   —   — 5 — . . . . 1816 ⎰ $m = 2985$
n_{14},   —   — 14 — . . . . 531 ⎰

La répartition a donné : 29 fr. » pour le cheval 8 placé ; 16 fr. 50 pour le cheval 5 placé, et 33 fr. pour le cheval 14 placé.

Faisons le calcul par la méthode du Barème :

1re opération :   7164 $\times$ 0,925 $=$ 6626,70 ;

2e   —   6626,70 — 2985 — 3641,70 ;

3e   —   ⎧ 3641,70 :   638 $=$ **5,707** :
                 ⎨ 3641,70 : 1816 $=$ **2,005** :
                  ⎩ 3641,70 :   531 $=$ **6,858** :

4e   —   Cherchons dans les colonnes rouges du présent barème les places qu'occuperaient les différents quotients trouvés :

5,707 est compris entre **5,625** et **5,775** et correspond à 29 fr. » pour le cheval 8 ;

2,005   —   — **1,875** et **2,025** et   —   16 fr. 50   —   5 ;

6,858   —   — **6,825** et **6.975** et   —   33 fr. »   —   14.

Résultats identiques à ceux fournis par le calcul ordinaire.

Exemple de Dead-Heat.

Données de la 3ᵐᵉ course du 24 mai 1903 à Chantilly (prélèvement de 7 1/2 0/0 ; $r = 0,925$) :

M, total général des mises sur « placés ». . . . . $= 12286$;

Arrivée : 1ᵉʳ placé, cheval 6 ; 2ᵐᵉ placé, cheval 4 ; 3ᵐᵉ placé, dead-heat entre les chevaux 16 et 1 ;

n_6, total des mises sur le cheval 6 placé . . . . $= 1632$

n_4,   —   —   4   — . . . . $= 2950$ **m** $= 6593$

n_{16},   —   —   16   — . . . . $= 859$

n_1,   —   —   1   — . . . . $= 1152$

La répartition a donné :

         19 fr. 50 pour le cheval 6 ;
         15 fr. 50   —   4 ;
         19 fr. 50   —   16 ;
         17 fr. »   —   1.

Faisons les calculs par la méthode du Barème .

1ʳᵉ opération : $12286 \times 0,925 = 11364,55$;

2ᵉ   — $11364,55 - 6593 = 4771,55$;

               $4771,55 : 1632 = $ . . . . **2,923** ;

               $4771,55 : 2950 = $ . . . . **1,617** ;

3ᵉ   — $\left(\dfrac{4771,55}{2} \text{ ou } 2385,775 \right) : 859 = $ **2.777** ;

             $\left(\dfrac{4771,55}{2} \text{ ou } 2385,775 \right) : 1152 = $ **2,070** ;

Cherchons dans les colonnes rouges du présent barème :

2.923 est compris entre 2,775 et 2.925 et donne 19ᶠ50 pour le cheval 6 placé ;

1ʳᵉ opération :
1.617	—	1,575 et 1.725	—	15,50	—	4 —
2.777	—	2,775 et 2.925	—	19,50	—	16 —
2.070	—	2,025 et 2.175	—	17 »		1 —

Résultats identiques à ceux fournis par le calcul ordinaire.

———

Nota. — Dans le cas d'un *Dead-Heat à 3 têtes* pour la 3ᵐᵉ place, on comprendrait dans **m** les mises prises sur le 3ᵐᵉ cheval en dead-heat et on devrait diviser par 3 le nouveau reste trouvé comme on a divisé par 2 le reste 4771,55 du cas précédent, avant de chercher les quotients correspondant aux 3 chevaux en dead-heat.

———

10 Frs TROIS Placés

	FR. C.		FR. C.		FR. C.		FR. C.
0,075	10 »	**3,075**	20 »	**6,075**	30 »	**9,075**	40 »
225	10.50	225	20.50	225	30.50	225	40.50
375	11 »	375	21 »	375	31 »	375	41 »
525	11.50	525	21.50	525	31.50	525	41.50
675	12 »	675	22 »	675	32 »	675	42 »
825	12.50	825	22.50	825	32.50	825	42.50
975	13 »	975	23 »	975	33 »	975	43 »
1,125	13.50	**4,125**	23.50	**7,125**	33.50	**10,125**	43.50
275	14 »	275	24 »	275	34 »	275	44 »
425	14.50	425	24.50	425	34.50	425	44.50
575	15 »	575	25 »	575	35 »	575	45 »
725	15.50	725	25.50	725	35.50	725	45.50
875	16 »	875	26 »	875	36 »	875	46 »
2,025	16.50	**5,025**	26.50	**8,025**	36.50	**11,025**	46.50
175	17 »	175	27 »	175	37 »	175	47 »
325	17.50	325	27.50	325	37.50	325	47.50
475	18 »	475	28 »	475	38 »	475	48 »
625	18.50	625	28.50	625	38.50	625	48.50
775	19 »	775	29 »	775	39 »	775	49 »
925	19.50	925	29.50	925	39.50	925	49.50
	20 »		30 »		40 »		50 »

10 Fʳˢ TROIS Placés

	Fr. C.		Fr. C.		Fr. C.		Fr. C.
	50 »		60 »		70 »		80 »
12,075	50.50	15,075	60.50	18,075	70.50	21,075	80.50
225	51 »	225	61 »	225	71 »	225	81 »
375	51.50	375	61.50	375	71.50	375	81.50
525	52 »	525	62 »	525	72 »	525	82 »
675	52.50	675	62.50	675	72.50	675	82.50
825	53 »	825	63 »	825	73 »	825	83 »
975	53 50	975	63.50	975	73.50	975	83.50
13,125	54 »	16,125	64 »	19,125	74 »	22,125	84 »
275	54.50	275	64.50	275	74.50	275	84.50
425	55 »	425	65 »	425	75 »	425	85 »
575	55.50	575	65.50	575	75.50	575	85.50
725	56 »	725	66 »	725	76 »	725	86 »
875	56.50	875	66.50	875	76.50	875	86.50
14,025	57 .	17,025	67 »	20,025	77 »	23,025	87 »
175	57.50	175	67.50	175	77.50	175	87.50
325	58 »	325	68 »	325	78 »	325	88 »
475	58.50	475	68.50	475	78.50	475	88.50
625	59 »	625	69 »	625	79 »	625	89 »
775	59.50	775	69.50	775	79.50	775	89.50
925	60 »	925	70 »	925	80 »	925	90 »

10 Fᴿˢ — TROIS Placés

FR. C.		FR. C.		FR. C.		FR. C.	
90 »	24,075	100 »	27,075	110 »	30,075	120 »	33,075
90.50	225	100.50	225	110.50	225	120.50	225
91 »	375	101 »	375	111 »	375	121 »	375
91.50	525	101.50	525	111.50	525	121.50	525
92 »	675	102 »	675	112 »	675	122 »	675
92.50	825	102.50	825	112.50	825	122.50	825
93 »	975	103 »	975	113 »	975	123 »	975
93.50	25,125	103.50	28,125	113.50	31,125	123.50	34,125
94 »	275	104 »	275	114 »	275	124 »	275
94.50	425	104.50	425	114.50	425	124.50	425
95 »	575	105 »	575	115 »	575	125 »	575
95.50	725	105.50	725	115.50	725	125.50	725
96 »	875	106 »	875	116 »	875	126 »	875
96.50	26,025	106.50	29,025	116.50	32,025	126.50	35,025
97 »	175	107 »	175	117 »	175	127 »	175
97.50	325	107.50	325	117.50	325	127.50	325
98 »	475	108 »	475	118 »	475	128 »	475
98.50	625	108.50	625	118.50	625	128.50	625
99 »	775	109 »	775	119 »	775	129 »	775
99.50	925	109.50	925	119.50	925	129.50	925
100 »		110 »		120 »		130 »	

10 Fᶜˢ TROIS Placés

	FR. C.		FR. C.		FR. C.		FR. C.
36,075	130 »	**39,075**	140 »	**42,075**	150 »	**45,075**	160 »
225	130.50	225	140.50	225	150.50	225	160.50
375	131 »	375	141 »	375	151 »	375	161 »
525	131.50	525	141.50	525	151.50	525	161.50
675	132 »	675	142 »	675	152 »	675	162 »
825	132.50	825	142.50	825	152.50	825	162.50
975	133 »	975	143 »	975	153 »	975	163 »
37,125	133.50	**40,125**	143.50	**43,125**	153.50	**46,125**	163.50
275	134 »	275	144 »	275	154 »	275	164 »
425	134.50	425	144.50	425	154.50	425	164.50
575	135 »	575	145 »	575	155 »	575	165 »
725	135.50	725	145.50	725	155.50	725	165.50
875	136 »	875	146 »	875	156 »	875	166 »
38,025	136.50	**41,025**	146.50	**44,025**	156.50	**47,025**	166.50
175	137 »	175	147 »	175	157 »	175	167 »
325	137.50	325	147.50	325	157.50	325	167.50
475	138 »	475	148 »	475	158 »	475	168 »
625	138.50	625	148.50	625	158.50	625	168.50
775	139 »	775	149 »	775	159 »	775	169 »
925	139.50	925	149.50	925	159.50	925	169.50
	140 »		150 »		160 »		170 »

10 Frs TROIS Placés

	FR. C.		FR. C.		FR. C.		FR. C.
48,075	170 »	51,075	180 »	54,075	190 »	57,075	200 »
225	170.50	225	180.50	225	190.50	225	200.50
375	171 »	375	181 »	375	191 »	375	201 »
525	171.50	525	181.50	525	191.50	525	201.50
675	172 »	675	182 »	675	192 »	675	202 »
825	172.50	825	182.50	825	192.50	825	202.50
975	173 »	975	183 »	975	193 »	975	203 »
49.125	173.50	52,125	183.50	55,125	193.50	58,125	203.50
275	174 »	275	184 »	275	194 »	275	204 »
425	174.50	425	184.50	425	194.50	425	204.50
575	175 »	575	185 »	575	195 »	575	205 »
725	175.50	725	185.50	725	195.50	725	205.50
875	176 »	875	186 »	875	196 »	875	206 »
50,025	176.50	53,025	186.50	56,025	196.50	59,025	206.50
175	177 »	175	187 »	175	197 »	175	207 »
325	177.50	325	187.50	325	197.50	325	207.50
475	178 »	475	188 »	475	198 »	475	208 »
625	178.50	625	188.50	625	198.50	625	208.50
775	179 »	775	189 »	775	199 »	775	209 »
925	179.50	925	189.50	925	199.50	925	209.50
	180 »		190 »		200 »		210 »

	FR. C.
60,075	210 »
225	210.50
375	211 »
525	211.50
675	212 »
825	212.50
975	213 »
61,125	213.50
275	214 »
425	214.50
575	215 »
725	215.50
875	216 »
62,025	216.50
175	217 »
325	217.50
475	218 »
625	218.50
775	219 »
925	219.50
	220 »

Moyen de trouver le Résultat

lorsque le quotient à chercher

dans le Barème "10^{fr} Trois Placés" est supérieur à 62,925

RÈGLE :

On divise par la constante **0,30** la différence entre le nombre considéré et **62,925** ; en négligeant dans le quotient de cette division la fraction de 50 centièmes, on obtient en francs la somme à ajouter à **220** francs pour avoir le résultat cherché.

Exemple :

Soit **141,548** le quotient auquel ont donné lieu les calculs effectués de la formule $\dfrac{(M \times r) - m}{n_x}$

1re opération : **141,548 — 62,925 = 78,623** ;

2e — **78,623 : 0.30 = 262,07** soit **262** en négligeant la fraction de 50 centièmes ;

3e — **220** francs **+ 262** francs **= 482** francs.

Le rapport cherché est 482 francs.

Nota. — Dans le cas de 262 *exactement et sans reste*, on compterait 261 fr. 50.

Dans le cas de 262,50 *exactement et sans reste*, on compterait 262 francs.

— 63 —

30 août 29

Imprimerie G. RICHARD, 7, Rue Cadet, Paris.

www.ingramcontent.com/pod-product-compliance
Lightning Source LLC
Chambersburg PA
CBHW050417210326
41520CB00020B/6633